Sitzungsberichte
der Akademie der Wissenschaften
der DDR
Mathematik – Naturwissenschaften – Technik

5N

1982

Stephan Tanneberger

Reale Fortschritte, ungelöste Probleme und Perspektiven der antineoplastischen Chemotherapie beim Mammakarzinom

AKADEMIE-VERLAG · BERLIN

Sitzungsberichte
der Akademie der Wissenschaften
der DDR
Mathematik — Naturwissenschaften — Technik

Jahrgang 1982 · Nr. 5/N

Stephan Tanneberger

Reale Fortschritte, ungelöste Probleme und Perspektiven der antineoplastischen Chemotherapie beim Mammakarzinom

AKADEMIE-VERLAG · BERLIN
1982

Vortrag von Stephan Tanneberger,
Korrespondierendes Mitglied der
Akademie der Wissenschaften der DDR,
gehalten vor der Klasse Medizin am
11. Dezember 1980

Herausgegeben im Auftrage
des Präsidenten der Akademie
der Wissenschaften der DDR
von Vizepräsident Prof. Dr. Heinrich Scheel

ISSN 0138–3956
Erschienen im Akademie-Verlag, DDR 1086 Berlin, Leipziger Str. 3–4

Lizenznummer: 202 · 100/57/82
Gesamtherstellung: VEB Druckhaus Köthen
Bestellnummer: 763 085 1 (2010/82/5/N) LSV 2075
Printed in GDR
DDR 3,– M

Inhalt

1. Einleitung

In der DDR erkranken jährlich etwa 5500 Frauen an einem Mammakarzinom, wobei über 50% der Erkrankten jünger als 65 Jahre sind. Wie die Abb. 1 zeigt, nimmt die Häufigkeit des Mammakarzinoms in der DDR kontinuierlich zu. Seit 1960 ist die Inzidenz des Mammakarzinoms in unserem Land um 48% angestie-

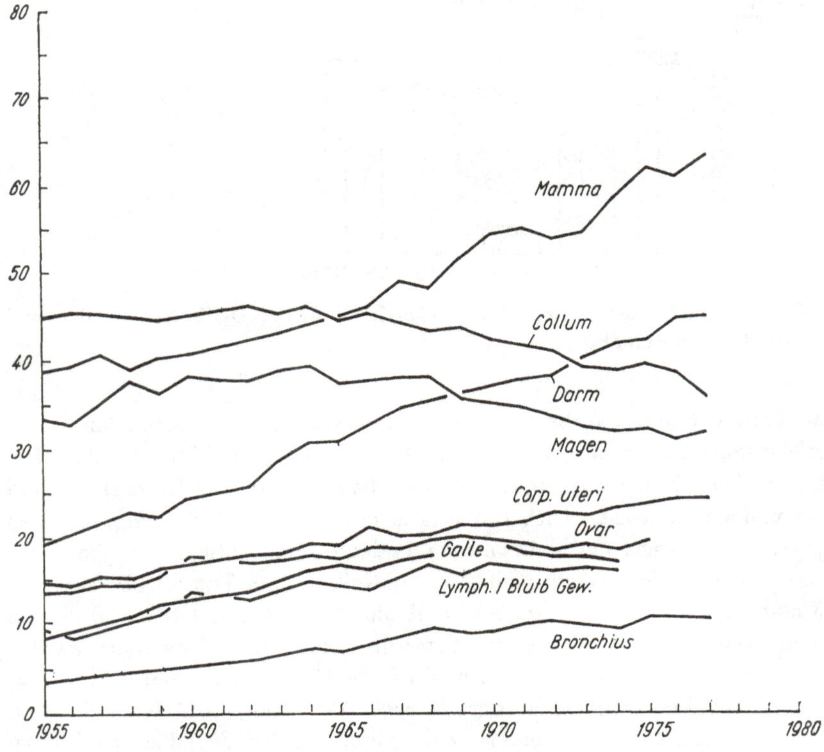

Abb. 1 Gemeldete Neuzugänge an bösartigen Neubildungen in der DDR (auf 100 000 d. mittl. Bevölkerung) ♀

gen. Das Mammakarzinom ist das häufigste Tumorleiden der Frau und nach dem Bronchialkarzinom das zweithäufigste Tumorleiden überhaupt.

Die 5-Jahre-Überlebensrate beim Mammakarzinom hat sich trotz vielfältiger Bemühungen innerhalb der letzten 40 Jahre nur geringfügig verbessert (Cutler 1975; Tanneberger 1980). Abbildung 2 zeigt die 5-Jahre-Überlebensraten in der DDR beim Mammakarzinom für die Jahrgänge 1960 und 1969. Aus der Abbildung ist die auch gegenwärtig noch gültige Prognose des Mammakarzinoms abzulesen. Die 5-Jahre-Überlebensrate beträgt für das Stadium I 66%, das Stadium II 50%, das Stadium III 30%, das Stadium IV 6%. Insgesamt erreichen in der DDR gegenwärtig etwa 45% der Frauen, die am Mammakarzinom erkranken, die 5-Jahre-Überlebensgrenze. Das Mammakarzinom hat damit trotz vieler Bemühungen um Früherkennung und um die Optimierung der lokal-regionalen Therapie (chirurgisch und strahlentherapeutisch) nach wie vor eine schlechte Prognose. In der DDR sterben jährlich etwa 2500 Frauen an dieser Tumorerkrankung.

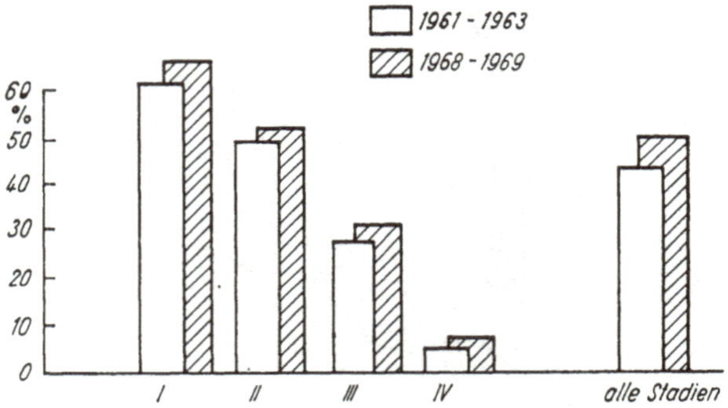

Abb. 2 5-Jahre-Überlebehsrate beim Mammakarzinom in der DDR nach Stadien und Jahrgang der Primärbehandlung

Unzweifelhaft stellt die Verbesserung der Früherkennung des Mammakarzinoms eine erfolgversprechende Möglichkeit zur Veränderung der Situation dar. Die Abb. 2 zeigt deutlich den Zusammenhang zwischen Stadium der Erkrankung und Prognose und unterstreicht, welch wesentliche prognostische Bedeutung es haben würde, wenn es gelänge, die Mehrzahl der Patienten im Stadium I zu diagnostizieren und zu behandeln. Trotz vielfältiger Aktivitäten um Tumorfrüherkennung beim Mammakarzinom konnte in der DDR allerdings in den letzten 20 Jahren kaum eine wesentliche Änderung der Erfassungssituation herbeigeführt werden (Herold et al. (1979)). Sicher sind noch nicht alle Möglichkeiten der Tumorfrüherkennung in der Vergangenheit in angemessener Weise ausgeschöpft worden und intensive Anstrengungen auf diesem Gebiet sind erforderlich. Offensichtlich bestehen aber auch ernstzunehmende biologische, ärztliche und organisatorische Hindernisse, die eine Erfassung der Mehrzahl der Patientinnen mit Mammakarzinom im Stadium I unmöglich machen. Damit kommt der Therapieforschung auf dem Gebiet des Mammakarzinoms außerordentliche Bedeutung zu. Hier sind sicher hinsichtlich der Prognose des Mammakarzinoms nur noch wenige Fortschritte von einer Veränderung der lokal-regionalen Therapieverfahren zu erwarten. Chirurgie und Strahlentherapie haben bei der Therapie des Mammakarzinoms die Grenzen ihrer Möglichkeiten erreicht. Durch Forschungsarbeit auf diesem Gebiet wird es möglicherweise gelingen, die Nebenwirkungen der lokal-regionalen Behandlung noch weiter zu verringern, grundsätzliche Veränderungen der 5-Jahre-Überlebensraten sind aber nicht zu erwarten. Damit entsteht insgesamt für uns die Verpflichtung, energisch nach grundsätzlich neuen Wegen der Behandlung des Mammakarzinoms zu suchen. Hormon- und Chemotherapie sind hierbei nur als eine, möglicherweise nicht die letzte, entscheidende Alternative zu sehen. Es kann aber eingeschätzt werden, daß dieses Gebiet gegenwärtig die dynamischste Entwicklung durchmacht und definitive Erfolge vorweisen kann, die nachfolgend dargestellt werden.

2. Antineoplastische Chemotherapie als ein realer Fortschritt in der Behandlung des Mammakarzinoms

Die antineoplastische Chemotherapie hat sich in den letzten 30 Jahren sehr rasch und mit hoher Dynamik entwickelt. Gerade die Behandlung des Mammakarzinoms hat von dieser Entwicklung nachdrücklich profitiert. Zählt doch gerade das Mammakarzinom neben den Systemerkrankungen zu den Tumorlokalisationen mit der höchsten Empfindlichkeit gegenüber antineoplastischen Pharmaka. Wir verfügen heute über eine breite Palette *antineoplastischer Pharmaka* von eindeutig erwiesenem Wert in der Behandlung des Mammakarzinoms. Tabelle 1 gibt dazu eine Übersicht über die klinisch meist gebrauchten Substanzen und die mit diesen Substanzen erzielten Remissionsquoten (Tanneberger et al. 1981).

Bereits an dieser Stelle soll darauf hingewiesen werden, daß der Begriff Remissionsquote beim Mammakarzinom wie überhaupt in der Literatur der Tumorchemotherapie in jedem Falle sehr kritisch zu werten ist. Über sehr lange Zeit bestand hier eine nahezu totale Konfusion; in den letzten Jahren sind große Anstrengungen unternommen worden, um eine einheitliche Terminologie auf diesem Gebiete zu sichern. Erarbeitet von der WHO (1979) und von der UICC (1978) liegen nunmehr international verbindliche Kriterien für den Begriff Remission vor, so daß im zunehmenden Maße Sicherheit in der Bewertung antineoplastischer Substanzen erreicht wird. Natürlich hat gerade die Unsicherheit in der Definition einer Remission vielen Spekulationen und unseriösen Reklameaktivitäten Raum gegeben. Dies erschwert zum Teil erheblich die Erarbeitung sachlicher Positionen zu den einzelnen Substanzen und, wie später zu zeigen sein wird, insbesondere die Bewertung von Substanzkombinationen.

Ungeachtet aller Vorbehalte und der sicher auch noch nicht gleichmäßig gründlichen Durcharbeitung aller heute verfügbaren Zytostatika auf ihre Wirkung beim

Tabelle 1 Aktivität antineoplastischer Pharmaka beim Mammakarzinom

Zytostatikum	Patientenzahl mit Remission/ gesamt	%
Chlormethin	32/92	35
Cyclophosphamid (C)	182/529	34
Melphalan (DL-PAM)	38/177	22
Peptichimio	18/56	20
Chlorambucil	11/54	20
Thiotepa	48/162	30
Mitolactol	22/53	41
Dacarbacin	3/37	8
Carmustin	19/82	23
Lomustin	24/206	11
Semustin	4/110	4
Streptozotocin	2/19	10,5
Procarbazin	1/21	5
Methotrexat (M)	120/356	34
Mercaptopurin	6/44	14
Fluorouracil (F)	324/1263*	26
Ftorafur (Ft)	23/54	43
Cytarabin	6/64	9
Hydroxycarbamid	4/21	19
Hexamethylmelamin	11/54	20
Bleomycin	3/18	16
Dactinomycin	5/44	11
Daunorubicin (Dbl)	15/40	38
Doxorubicin (A)	67/193	35
Doxorubicin (low dose)	16/60	27
Mitomycin	23/60	38
Streptonigrin	3/13	23
Vincristin (V)	47/226	21
Vinblastin (VLB)	19/95	20

* Sammelstatistik

Mammakarzinom hin, besteht heute an der herausragenden Stellung der Substanzen Cyclophosphamid, Methotrexat, Fluorouracil/Ftorafur und der Anthrazykline kein Zweifel. Diese Substanzen bilden auch die Grundlage für die sehr eindrucksvolle Entwicklung der Polychemotherapie beim Mammakarzinom im letzten Jahrzehnt.

Wenngleich die von Cooper (1969) angegebene Remissionsrate von 90% mit einem Polychemotherapieregime aus Vincristin, Cyclophosphamid, Methotrexat, Fluorouracil und Prednison niemals bestätigt werden konnte, so leitete der klinische Versuch von Cooper doch eine Entwicklung in der Chemotherapie des Mammakarzinoms ein, die außerordentlich erfolgreich war. Innerhalb weniger

Jahre wurden zahlreiche Zytastatikakombinationen von CMF-Typ ausgearbeitet und klinisch erprobt und es kann heute als gesichert gelten, daß mit der Polychemotherapie vom CMF-Typ etwa 10% höhere Remissionsquoten als mit Einzelsubstanzen erreicht werden. Als sicher kann gelten, daß mit Kombinationen vom CMF-Typ in etwa 50% der Fälle komplette und partielle Remissionen erreicht werden, wobei diese durchschnittlich etwa 7 Monate anhalten. Die Patienten erreichen eine durchschnittliche Überlebensrate von annähernd 2 Jahren. Eine Übersicht über aktuelle Ergebnisse mit CMF-Kombinationen gibt die Tabelle 2. Mit eigenen Untersuchungen mit einer CMFtV-Kombination konnten wir diese international vertretenen Positionen definitiv bestätigen (Gürtler et al. (1981)).

Tabelle 2 Remissionsraten mit CMF-Typ Kombinationen antineoplastischer Pharmaka beim metastasierenden Mammakarzinom

Zytostatika-kombination	Patientenzahl mit Remission/gesamt	CR + PR %	Mittlere Dauer der Remission (Monate)
CMF	16/40	40	4,5
CMF	21/46	46	6,5
CMF	49/93	53	6,0
CMF	25/53	47	–
CMF	19/39	49	12,0
CMFV	25/57	44	11,8
CMFtV	14/33	42	5,4
CMFt	6/20	30	10,0
CFMVP	20/47	41	–
CFP	19/45	42	–
CF	18/53	33	–
CFt	6/13	30	5,0

Mit der Entwicklung der Anthrazykline und insbesondere des Präparats Doxorubicin wurde eine neue Ära in der Therapie des Mammakarzinoms eröffnet. Mit den zahlreichen inzwischen ausgearbeiteten und erprobten Doxorubicinkombinationen wurden gleich gute und z. T. bessere Ergebnisse als mit den CMF-Kombinationen erzielt (Tab. 3). Damit ist eine Verbesserung der Tumorchemotherapie beim Mammakarzinom durch den alternativen Einsatz von zwei nicht kreuzresistenten Therapievarianten gegeben. Wegen der geringeren Toxität der CMF-Kombinationen empfehlen sich diese als Therapie erster Wahl, Anthrazyklinkombinationen haben ihren Platz als Therapie zweiter Wahl bei primärer oder sekundärer CMF-Resistenz.

Die bei der Betrachtung der Einzelsubstanzen angedeuteten Probleme der Tumortherapie durch unscharfe Definition des Remissionsbegriffs und unseriöse Pharmakapropaganda potenzieren sich auf dem Gebiete der Polychemotherapie des Mammakarzinoms. Es muß gegenwärtig als eine sehr wesentliche Aufgabe angesehen werden, das Gebiet der Polychemotherapie des Mammakarzinoms stärker

Tabelle 3 Remissionsraten mit Doxorubicin-Kombinationen beim metastasierenden Mammakarzinom

Zytostatikakombination	Patientenzahl mit Remission/gesamt	CR + PR %	Mittlere Dauer der Remission (Monate)
AV	82/157	52	11,5
AC high dosage	40/51	78	12,9
AC low dosage	19/36	53	11,0
FAC	50/69	72,5	8,0
VAC	44/66	66,7	16,3
CAMF	36/61	59	11,3
FAC-BCG	80/105	76	14
FtAC-BCG	60/91	66	12

wissenschaftlich zu untersetzen. Erforderlich ist eine kritische Sichtung der vorhandenen und neu empfohlenen Pharmakakombinationen unter dem Gesichtspunkt des Wirkungsmechanismus' der einzelnen Substanzen. Noch viel größere Bedeutung kommt der Ausarbeitung tierexperimenteller Hierachien zur präklinischen Erprobung neu empfohlener Substanzkombinationen zu. In eigenen Untersuchungen konnten Wege hierzu gezeigt werden (Arnold et al. 1980). Ein sicher noch bestehendes ernsthaftes Problem ist die Ausarbeitung geeigneter Tiermodelle. Hier dürfte der Heterotransplantation menschlicher Mammakarzinome auf Nude-Mäuse zukünftig erhebliche Bedeutung zukommen.

Auf Grund der guten Ergebnisse bei disseminierter Erkrankung wurden frühzeitig antineoplastische Pharmaka auch postoperativ bei der Behandlung des primären Mammakarzinoms eingesetzt. Der Wert der adjuvanten Tumorchemotherapie beim Mammakarzinom bedarf noch der endgültigen wissenschaftlichen Klärung. Alle bisherigen Ergebnisse mit modernen Verfahren sind ermutigend, im Falle der Stadien TN_+M_0 bei prämenopausischen Frauen nahezu überzeugend (Bonadonna et al. 1981), (NCI, 1980).

Eine eindrucksvolle Entwicklung machte im letzten Jahrzehnt die *Hormontherapie* des Mammakarzinoms durch. Nachdem längere Zeit der Eindruck bestand, als wären die Möglichkeiten der Hormontherapie durch die bekannten Resultate mit ablativen Verfahren oder mit konventioneller additiver Androgen- oder Östrogenbehandlung erschöpft, hat die Entwicklung der Antiöstrogene und die Weiterentwicklung der Östrogentherapie bei postmenopausischen Frauen völlig neue Aspekte der Therapie des Mammakarzinoms eröffnet.

Tabelle 4 gibt eine Übersicht über aktuelle Ergebnisse mit Tamoxifen, wobei unsere eigenen Resultate, wie dargestellt, sehr gut mit den Ergebnissen anderer Gruppen übereinstimmen. Tabelle 5 zeigt die Ergebnisse mit dem neu in der DDR entwickelten Präparat Turisteron, einem Östrogen-Abkömmling besonderer pharmakologischer und klinischer Vorteile durch seine Langzeit-Depot-Wirkung. Moderne Hormontherapie ermöglicht beim Mammakarzinom in 30—40% der Fälle z. T. langzeitige Remissionen mit im Vergleich zur Zytostatikatherapie, sehr ge-

Tabelle 4 Remissionsraten mit Tamoxifen beim metastasierenden Mammakarzinom (modifiziert nach JUNGI et al. 1978)

Autor	Patientenzahl	Remissionsrate
Cole	96	17/96 (18%)
Ward	68	26/68 (38%)
Golder	30	11/30 (35%)
Lerner	25	12/25 (48%)
Manni	31	14/31 (45%)
Sponzo	12	5/12 (41%)
Morgan	63	21/63 (33%)
Nordenskjöld	33	15/33 (39%)
Henningsen	35	12/35 (45%)
Szepesi	61	25/61 (41%)
Kiang	69	19/69 (32%)
Moseson	25*	9/25* (36%)
Viladiu	31	16/31 (51%)
SAKK	158	39/158 (25%)
Pritchard	42	13/42 (32%)
Gürtler*	48	16/48 (33%)

* 6 davon mit Nafoxidin behandelt

Tabelle 5 Therapieergebnisse bei 40 mit Turisteron (2 mg/Woche) behandelten Patientinnen mit einem Mammakarzinom Stadium IV

Ergebnis	Patientenzahl	%	durchschnittliche Remissionsdauer (Einzelwerte)
Komplette Remission	3/40	7,5	27 (7,5; 29,0*; 44,5*)
Partielle Remission	9/40	22,5	10 (5; 5; 5; 6; 6; 8; 16*; 17*; 22*)
Klinische Besserung (Karnofsky Index) $\leq 30 \rightarrow \geq 80$	4/40	10,0	12 (3,5; 4,4*; 7*; 9; 11; 12; 12*; 14; 18*; 38,5)
Stationär	7/40	17,5	
Progression	13/40	32,5	
Tumorstimulation	2/40	5,0	
Hyperkalzämie	2/40	5,0	

* Noch in Remission bzw. stationär

ringen Nebenwirkungen. Damit wird die Hormontherapie zur unerläßlichen Basistherapie des metastasierenden Mammakarzinoms und sie hat einen Platz als alleinige Therapie, insbesondere bei alten Patientinnen, erworben (Henningsen et al. 1980). Interessant ist es, daß sich in letzter Zeit auch erste ermutigende Ergebnisse hinsichtlich des chirurgisch adjuvanten Einsatzes von Hormonen bei der Behandlung des Mammakarzinoms ergeben haben (Palshof et al. 1980).

Insgesamt hat die Tumorchemotherapie mit Zytostatika und Hormonen damit im letzten Jahrzehnt ihre Leistungsfähigkeit beim Mammakarzinom eindeutig bewiesen. Dies gilt unabhängig von der angedeuteten Tatsache, daß insbesondere unter dem Druck vieler Pharmakahersteller eine Reihe Scheinerfolge propagiert wurden, die zu einer ständigen kritischen Sichtung der „internationalen Erfahrungen" verpflichten. Allerdings bestehen auch noch eine ganze Reihe schwerwiegender Probleme, die letztendlich den Grund dafür darstellen, daß auch die Tumorchemotherapie heute keine endgültige Lösung für die Behandlung des Mammakarzinoms anbieten kann.

3. Probleme der antineoplastischen Chemotherapie beim Mammakarzinom

Es gibt vielfältige Probleme der Tumorchemotherapie beim Mammakarzinom. Diese beginnen bei Fragen der Dosierung, der Dosierungsintervalle und der Applikationsdauer, sie enden bei den Nebenwirkungen antineoplastischer Pharmaka. Hingewiesen wurde bereits auf die noch offenen Fragen der Wirksamkeitbewertung einzelner Substanzen und insbesondere von Substanzkombinationen.

Mit der Erörterung der Probleme *Individualität* und *Variabilität* der Zytostatika- und Hormonempfindlichkeit beim Mammakarzinom soll auf ein Problem näher eingegangen werden, das von ganz grundsätzlicher Bedeutung für die Theorie der Tumorchemotherapie, insbesondere für deren Weiterentwicklung ist.

Die *biologische Individualität* von Mammakarzinomen läßt sich klinisch, aber auch auf zellulärer Ebene nachweisen. In der Tabelle 1 wurden die sehr unterschiedlichen Remissionsraten, die mit den einzelnen Zytostatika beim Mammakarzinom erreicht werden, zusammengestellt. Abgesehen von der bereits erörterten Tatsache, daß aus der Tabelle die sehr differente Effektivität einzelner Zytostatika zu entnehmen ist, ist aus dieser Zusammenstellung unschwer abzuleiten, daß es kein Zytostatikum gibt, das gegen alle Mammakarzinome effektiv ist. Ohne, daß es dafür bereits eine definitive theoretische Begründung gäbe, ist unbestreitbar, daß beispielsweise nur 30—40% aller Mammakarzinome, die zur Behandlung kommen, auf Cyclophosphamid reagieren, während 60—70% der Tumoren auch bei histologisch gleichem Typ keinerlei Reaktion zeigen. Es gilt heute als eindeutig bewiesen, daß menschliche Tumoren klinisch ein individuelles Reaktionsmuster auf Zytostatika aufweisen. Tabelle 6 zeigt, daß ein derartiges individuelles Ansprechen auf Zytostatika auch für Zellkulturen menschlicher Mammakarzinome gegeben ist. Bei unseren Untersuchungen sprachen beispielsweise von 437 Mammakarzinomkulturen nur 52% auf Daunorubicin an, während sich die übrigen als total resistent erwiesen.

Die ausgeprägte Individualität der Ansprechbarkeit auf Zytostatika bei menschlichen Tumoren und auch beim Mammakarzinom findet ihre eindeutige Erklärung in der hohen biologischen Individualität menschlicher Tumoren (Tanneberger et al. 1973). Die biologische Individualität menschlicher Tumoren läßt sich an den verschiedensten biologischen Merkmalen, so dem Karyotyp, dem Enzymmuster der Tumorzellen und an deren Metabolismus demonstrieren. Als ein Beispiel wird die DNS-Synthese von Gruppen von Mammakarzinomen gleichen histologischen Typs angeführt, deren Werte aus der Tabelle 7 zu entnehmen sind.

Tabelle 6 Individuelle Sensibilität gegenüber antineoplastischen Pharmaka beim Mammakarzinom in vitro

	No. in vitro Kulturen mit Effekt/gesamt
Daunorubicin	229/437 (52%)
Fluorouracil	171/437 (39%)
Vinblastin	142/437 (32%)
Sarkolysin	59/258 (23%)

Tabelle 7 Individualität der DNS-Synthese bei 16 Mammakarzinomen

Pat.	Stadium	^{3}H dsg/µg DNS	Histologie
M. G.	$T_2N_{1b}M_0$	2,2	Ca. solidum
W. H.	$T_2N_{1b}M_0$	5,3	Ca. solidum
S. G.	$T_2N_{1b}M_0$	7,5	Ca. solidum
B. E.	$T_2N_{1b}M_0$	9,5	Ca. solidum
R. E.	$T_4N_{1a}M_0$	9,5	tubul., teils cyst. papil. Ca.
D. H.	$T_1N_0M_0$	10,2	Ca. solidum
E. E.	$T_2N_{1b}M_0$	10,5	Ca. szirrhos.
M. G.	$T_2N_{1b}M_0$	14,6	Ca. solidum
B. A.	$T_2N_0M_0$	23,9	Ca. solidum
L. E.	$T_2N_{1b}M_0$	24,5	Ca. solidum
A. F.	$T_3N_2M_{1c}$	29,5	gemischtförm. Ca.
S. E.	$T_3N_{1b}M_0$	32,5	Adenoca.
W. J.	$T_1N_0M_0$	77,9	Ca. solidum
S. G.	$T_2N_0M_0$	102,0	„Rosettenca."
L. G.	$T_1N_{1b}M_0$	575,5	gemischtförm. Ca.
G. E.	$T_2N_{1a}M_0$	1035,1	Adenoca.

Mammakarzinome reagieren nicht nur individuell auf Zytostatika, sondern ihre Reaktion ist auch ausgesprochen variabel. Menschliche Tumoren sind als heterogene, dynamische Zellpopulationen zu betrachten, die in Abhängigkeit von den aktuellen Bedingungen im Organismus sehr differente biologische Eigenschaften aufweisen können und als Folge dieser auch unterschiedlich auf Zytostatika reagieren. Den deutlichen Einfluß veränderter biologischer Umweltbedingungen auf Tumoren konnten wir in einem in vitro-Heterotransplantationssystem sichtbar machen (NISSEN et al. 1980). Abbildung 3 zeigt Einzelheiten dieses biologischen Meßsystems, Tab. 8 zeigt die hohe Variabilität der Zytostatikasensibilität der Mammakarzinomzellen unter differenten biologischen Bedingungen. Während gegenüber Fluorouracil eine gleichbleibende Sensibilität vorliegt, reagieren die Zellen gegenüber Vinblastin und Daunoblastin unter Nude-Maus-Bedingungen wesentlich geringer im Vergleich zur Reaktion unter den primären in vivo und den in vitro Bedingungen.

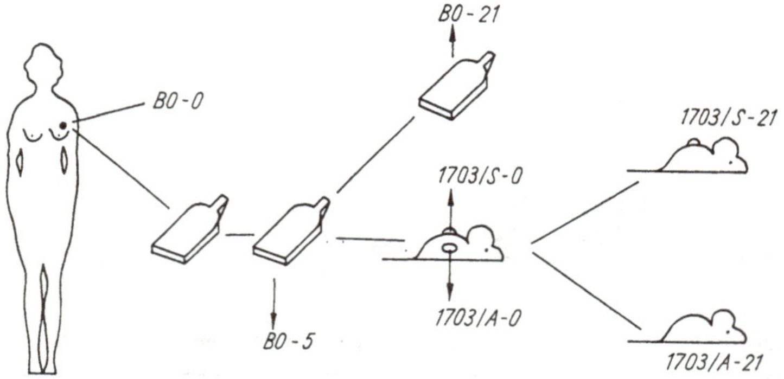

Abb. 3 Biologische Variabilität eines menschlichen Mammakarzinoms in Abhängigkeit von Zeitpunkt und Bedingungen der Untersuchungen — Versuchsanordnung —

Da auch im Organismus mit wechselnden biologischen Umweltbedingungen für die Tumorzellen zu rechnen ist, ist auch dort eine hohe biologische Variabilität mit Variabilität der Zytostatikasensibilität als Konsequenz zu erwarten. Daß eine solche eintritt, ist letztendlich die Ursache für einen Teil der Resistenzphänomene, die bei der Behandlung menschlicher Tumoren mit Zytostatika auftreten.

Während das Phänomen der Variabilität der Zytostatikasensibilität nur als Ursache der Resistenz menschlicher Tumoren zur Kenntnis genommen werden kann, und bei der theoretischen Weiterentwicklung der Tumorchemotherapie berücksichtigt werden muß, gibt es pragmatische Ansätze um das Problem der individuellen Sensibilität menschlicher Tumoren gegenüber Zytostatika zu bewältigen. Bewältigen heißt hier insbesondere die prätherapeutische Vorhersage der Zytostatikasensibilität mit Hilfe von in-vitro Tests als Grundlage der Aufstellung eines individuellen Therapieplanes. Diese Problematik wird seit über 15 Jahren

Tabelle 8 Variabilität der Zytostatikaempfindlichkeit eines menschlichen Mammakarzinoms in Abhängigkeit von Zeitpunkt und Bedingungen der Untersuchung (% Hemmung des ^{3}H-Thymidin-Einbaus)

Untersuchte Zellen	VLB 2,0	FU 200,0	Dbl 10,0	DL-PAM 6,0 µg/ml
BO-0	88,1	89,4	96,0	78,3
BO-5	73,4	82,1	94,8	77,6
BO-21	76,6	83,4	92,3	76,3
1703/A-0	42,9	97,3	98,2	96,5
1703/A-21	81,3	98,8	99,4	85,6
1703/S-0	0	90,4	42,1	60,6
1703/S-21	68,8	99,0	88,9	78,5

intensiv bearbeitet, eine kritische Analyse der Gesamtentwicklung wurde von uns 1978 vorgenommen (Tannenberger et al. 1979). Im Ergebnis dieser Aktivitäten ist es gelungen, eine Reihe von Testsystemen auszuarbeiten, die sehr wohl erlauben, die individuelle Zytostatika- und Hormonsensibilitäten menschlicher Tumoren vorherzusagen. Dies gilt insbesondere für die Systeme zum Nachweis von Hormonrezeptoren in menschlichen Mammakarzinomen. Wenngleich keines dieser Systeme bisher einen Reifegrad erreicht hat, der eine breite klinische Anwendung zuließe, da Aufwand und Kosten in der Regel die Gegebenheiten in klinischen Einrichtungen ohne Forschungskapazitäten übersteigen, verfügen wir heute doch über Möglichkeiten, in ausgewählten Fällen eine komplexe Vorhersage zu Zytostatika- und Hormonsensibilität vorzunehmen. Am Nutzen einer solchen Vorhersage gibt es keinen Zweifel. Abbildung 4 zeigt das rezidivfreie Intervall nach 5-jähriger Aktualstatistik für zwei Patientenkollektive, von denen das eine adjuvant mit einer vorhergesagten Tumorchemo- und Hormontherapie behandelt wurde, während das andere Patientenkollektiv als Kontrollgruppe ohne Behandlung blieb. Die Unterschiede sind eindrucksvoll. Während in der Hauptgruppe nach 5 Jahren noch nahezu 70% der Patienten rezidivfrei sind, liegt der entsprechende Wert in der Kontrollgruppe nur bei 30% (Peek et al. 1981).

Die Individualisierung der konventionellen Chemotherapie beim Mammakarzinom bietet unzweifelhaft die Chance einer erheblichen Therapieoptimierung. Nicht sinnvolle Therapien können vermieden werden und im Falle einer Zytostatikaansprechbarkeit kann die wirksamste Therapievariante gewählt werden. Für chirurgisch-adjuvante Therapiemaßnahmen kommt der Individualisierung eine ganz entscheidende Bedeutung zu, da ja in diesem Falle die Bedeutung von Nebenwirkungen weit höher zu bewerten ist, als im Falle der Behandlung disseminierter Tumorstadien.

Wenngleich die Ausarbeitung breit anwendbarer Vorhersagemethoden zur individuellen Chemotherapieplanung beim Mammakarzinom wie auch bei anderen Tumoren ein erheblicher Fortschritt der Tumorchemotherapie wäre, sollte Klar-

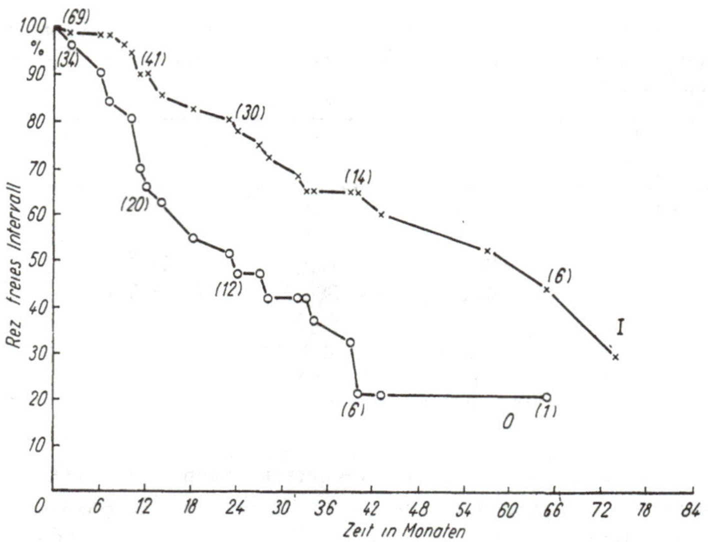

Abb. 4 Individualisierte postoperative Chemotherapien beim Mammakarzinom III
ZIK 12/80
in vitro sensible Tumoren
gesamt: 107 Pat.
Therapie: 72 Pat. (1)
Kontrolle: 35 Pat. (0)
$x^2 = 8{,}99$
$p = < 0{,}005$

heit darüber bestehen, daß eine Grundsatzlösung der Therapie damit sicher nicht zu erreichen ist. Allein die Tatsache des Bestehens der beschriebenen Variabilität der Ansprechbarkeit auf Zytistatika mit Zytostatikaresistenz als Konsequenz, spricht eindeutig gegen die Möglichkeit, mit konventionellen Zytostatika das Problem der Behandlung des Mammakarzinoms zu bewältigen. Zu berücksichtigen ist ferner die hinlänglich bekannte, sehr geringe therapeutische Breite antineoplastischer Pharmaka u. a. Es sollte kein Zweifel daran bestehen, daß grundsätzlich neue Wege eingeschlagen werden müssen, um einen eindeutigen Durchbruch in der Therapie des Mammakarzinoms zu erzielen. Erforderlich ist die Entwicklung neuer antineoplastischer Pharmaka mit größerer therapeutischer Breite und damit geringeren Nebenwirkungen. Erforderlich sind Therapieprinzipien, die noch weitaus besser als die bisherigen konventionellen Zytostatika, die neoplasiespezifischen Besonderheiten von Tumorzellen berücksichtigen. Nachfolgend werden einige Denkansätze zur Entwicklung prinzipiell neuer Formen der antineoplastischen Chemotherapie beim Mammakarzinom erörtert.

4. Perspektiven der antineoplastischen Chemotherapie beim Mammakarzinom

Es besteht wohl kein Zweifel daran, daß grundsätzlich neue Formen der antineoplastischen Chemotherapie beim Mammakarzinom nur erreichbar sind, wenn stärker als bisher die grundsätzlichen Prozesse von Wachstum, Multiplikation und Metastasierung der Mammakarzinomzellen Berücksichtigung finden. Die konventionelle Tumorchemotherapie projeziert ihre Denkansätze zumeist auf die zellkinetischen Besonderheiten von Tumorzellen, dieser Weg hat sich als offensichtlich nicht hinreichend effektvoll erwiesen.

Versucht man Therapiekonzepte auf der Grundlage von Besonderheiten im biologischen Regelmechanismus des Wachstums von Tumoren zu entwickeln, wird man beim Mammakarzinom günstige Umstände finden. Tumor- wie auch Herkunftgewebe sind wohl in einmaliger Weise hormonell reguliert und es besteht berechtigte Hoffnung, daß sich die vorhandenen Regelmechanismen, deren Defekte, aber auch deren Korrekturmöglichkeiten, besser als bisher erkennen lassen und im Sinne therapeutischer Ansätze genutzt werden können. Nicht zu vernachlässigen ist sicher auch das weitere Nachdenken über die Immunregulationsmechanismen des Mammakarzinoms, wenngleich diese auch offensichtlich hinter den endokrinen Regelmechanismen zurückstehen.

Neben den auf eine Endlösung des Problems abzielenden Denkansätzen mit Bezug auf die grundlegenden Regelmechanismen des Tumorwachstums, dürfen sicher auch zukünftig pragmatische Näherungen nicht vernachlässigt werden. Ist doch nicht abzusehen, in welchem Zeitraum es möglich sein wird, den wohl logischsten Weg der Tumorchemotherapie, eine Korrektur grundlegender Regelmechanismen, zu gehen. Nachdem das weitgehende empirische Herangehen an das Problem der Tumorchemotherapie beim Mammakarzinom so eindrucksvoll Erfolge gebracht hat wie sie dargestellt wurden, kann auf einen solchen Weg nicht verzichtet werden. Hier ist vor allen Dingen an die gezielte Verringerung der Toxizität von antineoplastischen Pharmaka, die sich als wirksam am Mammakarzinom erwiesen haben, zu denken.

Tabelle 9 gibt eine Übersicht über eine Reihe von Denkansätzen für die Entwicklung grundsätzlich neuer Wege der Tumorchemotherapie beim Mammakarzinom.

Das Gebiet der Synthese von Hormon-Zytostatika-Komplexen wird seit längerem bearbeitet und hat zu den Substanzen Estracyt und Prednimustin geführt, die seit längerem klinisch erprobt werden. Die erzielten Ergebnisse sind keineswegs eindrucksvoll, was wohl zweifelsfrei damit zusammenhängt, daß hier Komplexverbindungen synthetisiert worden sind, bei denen gerade die für die Rezeptorbindung erforderlichen Positionen des Steroidmoleküls (C 3 und C 14) blokkiert sind. Dementsprechend kann das Hormon sicher nicht mehr als Carrier in Erscheinung treten. Dies zu erkennen bedurfte es weit detaillierterer Kenntnisse über die Hormonrezeption von Östrogenen als sie zum Zeitpunkt der Entwicklung

Tabelle 9 Aussichtsreiche Denkansätze für prinzipiell neue Formen der antineoplastischen Chemotherapie beim Mammakarzinom

1. Synthese von Hormon-Zytostatika-Komplexen bei Erhalt der Rezeptoraffinität des Hormons (C-3 und C-17 Protektion)
2. Anthrazykline mit verringerter Kardiotoxizität
3. Liposomen als Carrier i. b. für Anthrazykline
4. Chemoimmuntherapie
5. Hormonelles setting in stage
6. Hormonrezeptor-Reinduktion (Redifferenzierung)

dieser Substanz vorlagen. Nachdem inzwischen definitive Klarheit über die Bindungsmechanismen von Östrogenen an Mammakarzinomzellen vorliegen, scheint es angezeigt, Verbindungen zu synthetisieren, bei denen die Hauptbindungsorte des Steroidmoleküls frei bleiben. Leclerq (1981) hat in dieser Richtung erste interessante Entwicklungen vorgelegt und auf der Grundlage der theoretischen Überlegungen scheinen Fortschritte auf diesem Wege erzielbar. Die Synthese von Anthrazyklinderivaten mit verringerter Kardiotoxizität hat bisher wenig Erfolg gebracht. Die zahlreichen, mit großem Einsatz synthetisierten Verbindungen blieben in ihrer Wirksamkeit zumeist hinter den Erwartungen zurück. In eigenen Untersuchungen haben wir den Weg der Liposomeneinbettung zur Verringerung der Toxizität von Anthrazyklinen gewählt und damit erste ermutigende Ergebnisse erzielt (Tab. 10). Wenn es gelingen würde, eine Wirkungssteigerung der Anthrazykline bei deutlich verringerter Toxizität, wie sie sich hier für die i. tum. und die i. v. Applikation andeutet auch bei breiter Anwendung am Menschen zu sichern, würde sich hier ein sehr unkomplizierter und effektiver Weg der Verbesserung der Therapie des Mammakarzinoms auftun. Alle Überlegungen zur Redifferenzierung des Mammakarzinoms sind bisher nicht über theoretische Erörte-

Tabelle 10 ZIK-MV 1620 276 i. m. (Fichtner et al. 1980)
Liposomen + Daunoblastin, 1× Therapie, 5. Tag Applikationsart unterschiedlich

Tierzahl	Substanz	mg/kg	Appl.	(%) ILS	Tumorvol. Hemmung (%)	Leuko min. (× 10^9/l)
10	Daunoblastin	20	p. o.	−3	7	13,4
10	Daunobl.-Lip.	20	p. o.	−8	14	16,1
10	Daunoblastin	10	lymph.	8	9	9,1
10	Daunobl.-Lip.	10	lymph.	−3	9	11,5
10	Daunoblastin	10	i. tum.	−1	0	1,2
10	Daunobl.-Lip.	10	i. tum.	20	15	2,1
10	Daunoblastin	10	i. v.	26	12	1,9
10	Daunobl.-Lip.	10	i. v.	26	15	6,0

rungen hinausgegangen. Ein interessantes Konzept, welches einer kausalen Therapie bereits sehr nahe käme, wurde in unserem Institut von HEISE 1980 entwickelt. Davon ausgehend, daß Hormontherapie beim Mammakarzinom in Folge des Nichtvorhandenseins von Hormonrezeptoren bei nahezu 2/3 der Patientinnen nicht wirkt, wurde das Konzept der Hormonrezeptor-Reinduktion entwickelt, wie es in Abb. 5 dargestellt ist. Die Logik dieses Konzepts ist bestechend, seine experimentelle Bestätigung bleibt noch abzuwarten.

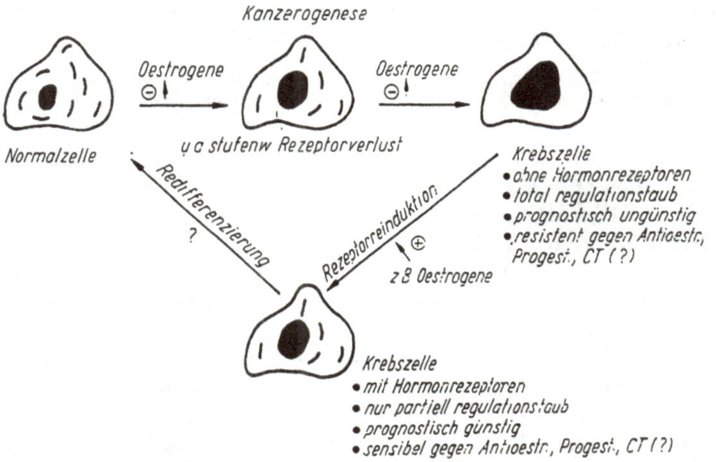

Abb. 5 Konzept der Hormonrezeptor-Reinduktion beim Mammakarzinom in der Menopause

Literatur

ARNOLD, W., ST. TANNEBERGER, CH. NOWAK, H. NAUNDORF: Recent results with clinically used antineoplastic drugs und drug combinations in vivo. Oncology **37** (1980), (Suppl.), 34–41.

BONADONNA, G., A. ROSSI, G. TANCINI, C. BRAMBILLA, S. MARCHINI, P. VALAGUSSA, U. VERONESI: Adjuvante Therapie des Mammakarzinoms. 6. Krebskongress der DDR, 2.–5. März 1981, Berlin.

COOPER, R.: Combination chemotherapy in hormone resistant breast cancer. Proc. Amer. Assoc. Cancer Res. **10** (1969).

CUTLER, S. J., MEYERS, M. H., S. B. GREEN: Trends in survival rates of patients with cancer. New Engl. J. Med. **293** (1975), 122–124.

FICHTNER, I., R. RESZKA, B. ELBE, D. ARNDT: Therapeutic Evaluation of Liposome-Encapsulated Daunoblastin in Murine Tumor Models. Neoplasma: im Druck.

GÜRTLER, R., ST. TANNEBERGER, K. NEHRING: Klinische Erfahrungen mit Ftorafur in Kombination mit Vinkristin, Cyclophosphamid und Methotrexat (VCMFt) bei der Behandlung des metastasierenden Mammakarzinoms. Dtsch. Ges.wesen: (1981), 1338–1344.

Gürtler, R.: Persönliche Mitteilung.
Heise, E.: Persönliche Mitteilung 1980.
Henningsen, B., F. Linder, C. Steichele (Hrsg.): Endocrine treatment of breast cancer. Springer-Verlag, Berlin-Heidelberg-New York, 1980.
Herold, H.-J., E. Sieber, St. Tanneberger: Neubildungen. In: Das Gesundheitswesen der DDR 1979.
Jungi, W. F., P. Alberto, L. Wagenknecht, F. Cavalli, G. Martz, K. W. Brunner: Antiöstrogene: eine neue endokrine Behandlungsmöglichkeit beim metasierenden Mammakarzinom. Schweiz. Med. Wschr. **108** (1978), 1317–1321.
Leclerc, G.: Neue Aspekte bei der Entwicklung von Zytostatika-Östrogen-Komplexen als Therapeutika beim Mammakarzinom. 6. Krebskongress der DDR, 2.–5. März 1981, Berlin.
NCI Consensus statement Adjuvant chemotherapy of breast cancer. Brit. Med. J. **281** (1980), 724–725.
Nissen, E., W. Arnold, H. Weiss, M. Görlich, B. Elbe, H. Naundorf, St. Tanneberger: Biological characterization of cells derived from a human breast carcinoma. I. Some characteristics of cells cultivated in vitro prior to and after transplantation in nude mice. Arch. Geschwulstforsch.: im Druck.
Palshof, T., H. T. Mouridsen, J. L. Daehnfeldt: Adjuvant endocrine therapy of breast cancer. A controlled clinical trial of oestrogen and anti-oestrogen: Preliminary results of the Copenhagen Breast Cancer Trial. In: Henningsen et al.
Peek, U., St. Tanneberger, E. Heise, M. Görlich, E. Nissen, G. Marx: High risk cancer: Long term surgical adjuvant therapy based on predictive tests- preliminary report. Arch. Geschwulstforsch. **51** (1981), 139.
Pritchard, K. J., D. B. Thomson, R. E. Myers, D. J. A. Sutherland, B. G. Mobbs, J. W. Meakin: Tamoxifen therapy in premenopausal patients with metastic breast cancer. Cancer Treatment Rep. **64** (1980), 787–797.
Tanneberger, St., A. Mohr: Biological characterization of human tumors by means of organ cultures and individualized cytostatic treatment. Arch. Geschwulstforsch. **42** (1973), 307–315.
Tanneberger, St., E. Nissen, W. Schälike: Prediction of drug efficacy potentialities and limitations. Advances in medical oncology research and education. Vol. 5, Basis for Cancer Therapy 1. Edited by B. W. Fox, Pergamon Press Oxford and New York 1979, 197.
Tanneberger, St. (Hrsg.): Experimentelle und klinische Tumorchemotherapie. Akademie-Verlag, Berlin, 1980.
Tanneberger, St., R. Gürtler, I. Fichtner, W. Arnold: Recent Results with Anthracyclines Breast Cancer. In: Doxorubicin and related drugs in anticancer chemotherapy Symposium WONZ Moskau, 1981.
WHO-Handbook for Reporting Results of Cancer Treatment WHO publication, Geneva 1979.
UICC-Methods and Impact of Controlled Therapeutic Trials in Cancer. UICC Technical Report **36** (1978).

FSC
www.fsc.org
MIX
Papier | Fördert gute Waldnutzung
FSC® C083411

Kolibri 360 GmbH
Ferdinand-Jühlke-Straße 7
99095 Erfurt, Deutschland
produktsicherheit@kolibri360.de